U0335723

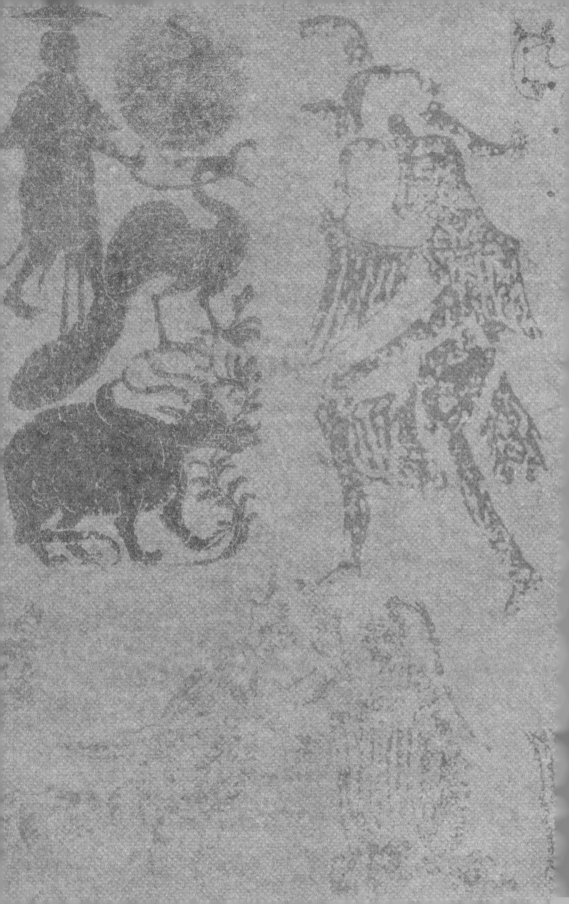

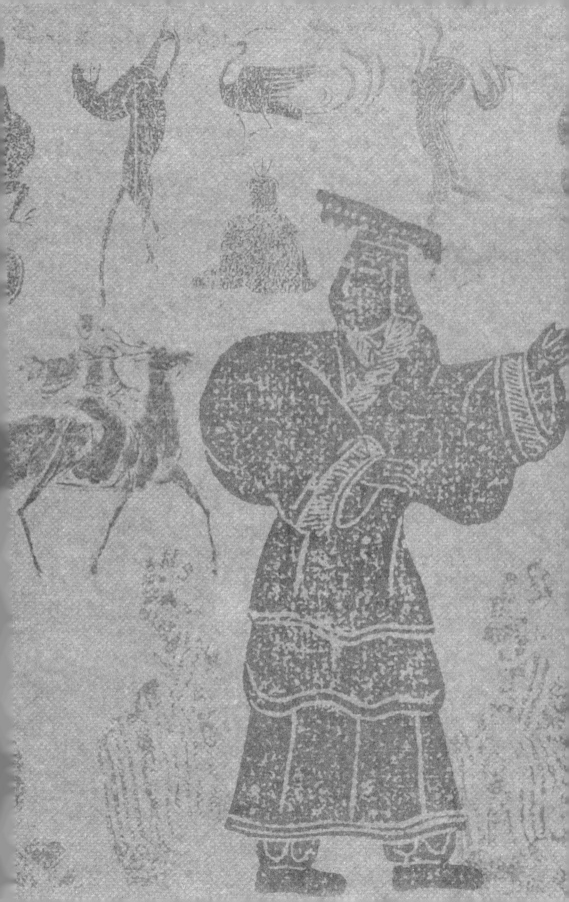

中国古医籍整理丛书

广 嗣 要 语

明·俞 桥 撰

肖林榕 校注

中国中医药出版社

·北 京·

图书在版编目（CIP）数据

广嗣要语/（明）俞桥撰；肖林榕校注.—北京：中国中医药出版社，2015.12

（中国古医籍整理丛书）

ISBN 978 - 7 - 5132 - 2999 - 9

Ⅰ.①广… Ⅱ.①俞… ②肖… Ⅲ.①中医妇产科学 - 中国 - 明代 Ⅳ.①R271

中国版本图书馆 CIP 数据核字（2015）第 296683 号

中 国 中 医 药 出 版 社 出 版

北京市朝阳区北三环东路 28 号易亨大厦 16 层

邮政编码 100013

传真 010 64405750

三河市鑫金马印装有限公司印刷

各地新华书店经销

*

开本 710 × 1000 1/16 印张 5.25 字数 19 千字

2015 年 12 月第 1 版 2015 年 12 月第 1 次印刷

书 号 ISBN 978 - 7 - 5132 - 2999 - 9

*

定价 18.00 元

网址 www.cptcm.com

国家中医药管理局
中医药古籍保护与利用能力建设项目
组织工作委员会

主　任　委　员　王国强

副 主 任 委 员　王志勇　李大宁

执 行 主 任 委 员　曹洪欣　苏钢强　王国辰　欧阳兵

执行副主任委员　李　昱　武　东　李秀明　张成博

委　　　　员

各省市项目组分管领导和主要专家

　　（山东省）武继彪　欧阳兵　张成博　贾青顺

　　（江苏省）吴勉华　周仲瑛　段金廒　胡　烈

　　（上海市）张怀琼　季　光　严世芸　段逸山

　　（福建省）阮诗玮　陈立典　李灿东　纪立金

　　（浙江省）徐伟伟　范永升　柴可群　盛增秀

　　（陕西省）黄立勋　呼　燕　魏少阳　苏荣彪

　　（河南省）夏祖昌　刘文第　韩新峰　许敬生

　　（辽宁省）杨关林　康廷国　石　岩　李德新

　　（四川省）杨殿兴　梁繁荣　余曙光　张　毅

各项目组负责人

　　王振国（山东省）　王旭东（江苏省）　张如青（上海市）

　　李灿东（福建省）　陈勇毅（浙江省）　焦振廉（陕西省）

　　蔡永敏（河南省）　鞠宝兆（辽宁省）　和中浚（四川省）

前　言

　　中医药古籍是传承中华优秀文化的重要载体，也是中医学传承数千年的知识宝库，凝聚着中华民族特有的精神价值、思维方法、生命理论和医疗经验，不仅对于传承中医学术具有重要的历史价值，更是现代中医药科技创新和学术进步的源头和根基。保护和利用好中医药古籍，是弘扬中国优秀传统文化、传承中医学术的必由之路，事关中医药事业发展全局。

　　1949 年以来，在政府的大力支持和推动下，开展了系统的中医药古籍整理研究。1958 年，国务院科学规划委员会古籍整理出版规划小组在北京成立，负责指导全国的古籍整理出版工作。1982 年，国务院古籍整理出版规划小组召开全国古籍整理出版规划会议，制定了《古籍整理出版规划（1982—1990）》，卫生部先后下达了两批 200 余种中医古籍整理任务，掀起了中医古籍整理研究的新高潮，对中医文化与学术的弘扬、传承和发展，发挥了极其重要的作用，产生了不可估量的深远影响。

　　2007 年《国务院办公厅关于进一步加强古籍保护工作的意见》明确提出进一步加强古籍整理、出版和研究利用，以及

"保护为主、抢救第一、合理利用、加强管理"的方针。2009年《国务院关于扶持和促进中医药事业发展的若干意见》指出，要"开展中医药古籍普查登记，建立综合信息数据库和珍贵古籍名录，加强整理、出版、研究和利用"。《中医药创新发展规划纲要（2006—2020）》强调继承与创新并重，推动中医药传承与创新发展。

2003～2010年，国家财政多次立项支持中国中医科学院开展针对性中医药古籍抢救保护工作，在中国中医科学院图书馆设立全国唯一的行业古籍保护中心，影印抢救濒危珍本、孤本中医古籍1640余种；整理发布《中国中医古籍总目》；遴选351种孤本收入《中医古籍孤本大全》影印出版；开展了海外中医古籍目录调研和孤本回归工作，收集了11个国家和2个地区137个图书馆的240余种书目，基本摸清流失海外的中医古籍现状，确定国内失传的中医药古籍共有220种，复制出版海外所藏中医药古籍133种。2010年，国家财政部、国家中医药管理局设立"中医药古籍保护与利用能力建设项目"，资助整理400余种中医药古籍，并着眼于加强中医药古籍保护和研究机构建设，培养中医古籍整理研究的后备人才，全面提高中医药古籍保护与利用能力。

在此，国家中医药管理局成立了中医药古籍保护和利用专家组和项目办公室，专家组负责项目指导、咨询、质量把关，项目办公室负责实施过程的统筹协调。专家组成员对古籍整理研究具有丰富的经验，有的专家从事古籍整理研究长达70余年，深知中医药古籍整理研究的重要性、艰巨性与复杂性，履行职责认真务实。专家组从书目确定、版本选择、点校、注释等各方面，为项目实施提供了强有力的专业指导。老一辈专家的学术水平和智慧，是项目成功的重要保证。项目承担单位山东中医药大学、南京中医药大学、上海中医药大学、福建中医药大学、浙江省中医药研究院、陕西省中医药研究院、河南省中医药研究院、辽宁中医药大学、成都中医药大学及所在省市中医药管理部门精心组织，充分发挥区域间互补协作的优势，并得到承担项目出版工作的中国中医药出版社大力配合，全面推进中医药古籍保护与利用网络体系的构建和人才队伍建设，使一批有志于中医学术传承与古籍整理工作的人才凝聚在一起，研究队伍日益壮大，研究水平不断提高。

本着"抢救、保护、发掘、利用"的理念，该项目重点选择近60年未曾出版的重要古医籍，综合考虑所选古籍的保护价值、学术价值和实用价值。400余种中医药古籍涵盖了医经、基础理论、诊法、伤寒金匮、温病、本草、方书、内科、外科、女科、儿科、伤科、眼科、咽喉口齿、针灸推拿、养生、医案医话医论、医史、临证综合等门类，跨越唐、宋、金元、明以迄清末。全部古籍均按照项目办公室组织完成的行业标准《中医古籍整理规范》及《中医药古籍整理细则》进行整理校注，绝大多数中医药古籍是第一次校注出版，一批孤本、稿本、抄本更是首次整理面世。对一些重要学术问题的研究成果，则集中收录于各书的"校注说明"或"校注后记"中。

"既出书又出人"是本项目追求的目标。近年来，中医药古籍整理工作形势严峻，老一辈逐渐退出，新一代普遍存在整理研究古籍的经验不足、专业思想不坚定等问题，使中医古籍整理面临人才流失严重、青黄不接的局面。通过本项目实施，搭建平台，完善机制，培养队伍，提升能力，经过近5年的建设，锻炼了一批优秀人才，老中青三代齐聚一堂，有效地稳定了研究队伍，为中医药古籍整理工作的开展和中医文化与学术的传承提供必备的知识和人才储备。

本项目的实施与《中国古医籍整理丛书》的出版，对于加强中医药古籍文献研究队伍建设、建立古籍研究平台，提高古籍整理水平均具有积极的推动作用，对弘扬我国优秀传统文化，推进中医药继承创新，进一步发挥中医药服务民众的养生保健与防病治病作用将产生深远影响。

第九届、第十届全国人大常委会副委员长许嘉璐先生，国家卫生计生委副主任、国家中医药管理局局长、中华中医药学会会长王国强先生，我国著名医史文献专家、中国中医科学院马继兴先生在百忙之中为丛书作序，我们深表敬意和感谢。

由于参与校注整理工作的人员较多，水平不一，诸多方面尚未臻完善，希望专家、读者不吝赐教。

国家中医药管理局中医药古籍保护与利用能力建设项目办公室
二〇一四年十二月

许 序

"中医"之名立，迄今不逾百年，所以冠以"中"字者，以别于"洋"与"西"也。慎思之，明辨之，斯名之出，无奈耳，或亦时人不甘泯没而特标其犹在之举也。

前此，祖传医术（今世方称为"学"）绵延数千载，救民无数；华夏屡遭时疫，皆仰之以度困厄。中华民族之未如印第安遭染殖民者所携疾病而族灭者，中医之功也。

医兴则国兴，国强则医强。百年运衰，岂但国土肢解，五千年文明亦不得全，非遭泯灭，即蒙冤扭曲。西方医学以其捷便速效，始则为传教之利器，继则以"科学"之冕畅行于中华。中医虽为内外所夹击，斥之为蒙昧，为伪医，然四亿同胞衣食不保，得获西医之益者甚寡，中医犹为人民之所赖。虽然，中国医学日益陵替，乃不可免，势使之然也。呜呼！覆巢之下安有完卵？

嗣后，国家新生，中医旋即得以重振，与西医并举，探寻结合之路。今也，中华诸多文化，自民俗、礼仪、工艺、戏曲、历史、文学，以至伦理、信仰，皆渐复起，中国医学之兴乃属必然。

迄今中医犹为国家医疗系统之辅，城市尤甚。何哉？盖一则西医赖声、光、电技术而于 20 世纪发展极速，中医则难见其进。二则国人惊羡西医之"立竿见影"，遂以为其事事胜于中医。然西医已自觉将入绝境：其若干医法正负效应相若，甚或负远逾于正；研究医理者，渐知人乃一整体，心、身非如中世纪所认定为二对立物，且人体亦非宇宙之中心，仅为其一小单位，与宇宙万象万物息息相关。认识至此，其已向中国医学之理念"靠拢"矣，虽彼未必知中国医学何如也。唯其不知中国医理何如，纯由其实践而有所悟，益以证中国之认识人体不为伪，亦不为玄虚。然国人知此趋向者，几人？

国医欲再现宋明清高峰，成国中主流医学，则一须继承，一须创新。继承则必深研原典，激清汰浊，复吸纳西医及我藏、蒙、维、回、苗、彝诸民族医术之精华；创新之道，在于今之科技，既用其器，亦参照其道，反思己之医理，审问之，笃行之，深化之，普及之，于普及中认知人体及环境古今之异，以建成当代国医理论。欲达于斯境，或需百年欤？予恐西医既已醒悟，若加力吸收中医精粹，促中医西医深度结合，形成 21 世纪之新医学，届时"制高点"将在何方？国人于此转折之机，能不忧虑而奋力乎？

予所谓深研之原典，非指一二习见之书、千古权威之作；就医界整体言之，所传所承自应为医籍之全部。盖后世名医所著，乃其秉诸前人所述，总结终生行医用药经验所得，自当已成今世、后世之要籍。

盛世修典，信然。盖典籍得修，方可言传言承。虽前此 50 余载已启医籍整理、出版之役，惜旋即中辍。阅 20 载再兴整理、出版之潮，世所罕见之要籍千余部陆续问世，洋洋大观。

今复有"中医药古籍保护与利用能力建设"之工程，集九省市专家，历经五载，董理出版自唐迄清医籍，都400余种，凡中医之基础医理、伤寒、温病及各科诊治、医案医话、推拿本草，俱涵盖之。

噫！璐既知此，能不胜其悦乎？汇集刻印医籍，自古有之，然孰与今世之盛且精也！自今而后，中国医家及患者，得览斯典，当于前人益敬而畏之矣。中华民族之屡经灾难而益蕃，乃至未来之永续，端赖之也，自今以往岂可不后出转精乎？典籍既蜂出矣，余则有望于来者。

谨序。

第九届、十届全国人大常委会副委员长

许嘉璐

二〇一四年冬

王 序

中医学是中华民族在长期生产生活实践中，在与疾病作斗争中逐步形成并不断丰富发展的医学科学，是中国古代科学的瑰宝，为中华民族的繁衍昌盛作出了巨大贡献，对世界文明进步产生了积极影响。时至今日，中医学作为我国医学的特色和重要医药卫生资源，与西医学相互补充、相互促进、协调发展，共同担负着维护和促进人民健康的任务，已成为我国医药卫生事业的重要特征和显著优势。

中医药古籍在存世的中华古籍中占有相当重要的比重，不仅是中医学术传承数千年最为重要的知识载体，也是中医为中华民族繁衍昌盛发挥重要作用的历史见证。中医药典籍不仅承载着中医的学术经验，而且蕴含着中华民族优秀的思想文化，凝聚着中华民族的聪明智慧，是祖先留给我们的宝贵物质财富和精神财富。加强对中医药古籍的保护与利用，既是中医学发展的需要，也是传承中华文化的迫切要求，更是历史赋予我们的责任。

2010年，国家中医药管理局启动了中医药古籍保护与利用能力建设项目。这既是传承中医药的重要工程，也是弘扬优秀民族文化的重要举措，不仅能够全面推进中医药的有效继承和创新发展，为维护人民健康做出贡献，也能够彰显中华民族的璀璨文化，为实现中华民族伟大复兴的中国梦作出贡献。

相信这项工作一定能造福当今，嘉惠后世，福泽绵长。

国家卫生与计划生育委员会副主任

国家中医药管理局局长

中华中医药学会会长

王国强

二〇一四年十二月

马 序

新中国成立以来，党和国家高度重视中医药事业发展，重视古籍的保护、整理和研究工作。自 1958 年始，国务院先后成立了三届古籍整理出版规划小组，分别由齐燕铭、李一氓、匡亚明担任组长，主持制订了《整理和出版古籍十年规划（1962—1972）》《古籍整理出版规划（1982—1990）》《中国古籍整理出版十年规划和"八五"计划（1991—2000）》等，而第三次规划中医药古籍整理即纳入其中。1982 年 9 月，卫生部下发《1982—1990 年中医古籍整理出版规划》，1983 年 1 月，中医古籍整理出版办公室正式成立，保证了中医古籍整理出版规划的实施。2002 年 2 月，《国家古籍整理出版"十五"（2001—2005）重点规划》经新闻出版署和全国古籍整理出版规划领导小组批准，颁布实施。其后，又陆续制定了国家古籍整理出版"十一五"和"十二五"重点规划。国家财政多次立项支持中国中医科学院开展针对性中医药古籍抢救保护工作，文化部在中国中医科学院图书馆专门设立全国唯一的行业古籍保护中心，国家先后投入中医药古籍保护专项经费超过 3000 万元，影印抢救濒危珍、善、孤本中医古籍 1640 余种，开展了海外中医古籍目录调研和孤本回归工作。2010 年，国家财政部、国家中医药管理局安排国家公共卫生专项资金，设立了"中医药古籍保护与利用能力建设项目"，这是继 1982～1986 年第一批、第二批重要中医药古籍整理之后的又一次大规模古籍整理工程，重点整理新中国成立后未曾出版的重要古籍，目标是形成并普及规范的通行本、传世本。

为保证项目的顺利实施，项目组特别成立了专家组，承担咨询和技术指导，以及古籍出版之前的审定工作。专家组中的许多成员虽逾古稀之年，但老骥伏枥，孜孜不倦，不仅对项目进行宏观指导和质量把关，更重要的是通过古籍整理，以老带新，言传身教，培养一批中医药古籍整理研究的后备人才，促进了中医药古籍保护和研究机构建设，全面提升了我国中医药古籍保护与利用能力。

作为项目组顾问之一，我深感中医药古籍保护、抢救与整理工作的重要性和紧迫性，也深知传承中医药古籍整理经验任重而道远。令人欣慰的是，在项目实施过程中，我看到了老中青三代的紧密衔接，看到了大家的坚持和努力，看到了年轻一代的成长。相信中医药古籍整理工作的将来会越来越好，中医药学的发展会越来越好。

欣喜之余，以是为序。

中国中医科学院研究员

马继兴

二〇一四年十二月

校注说明

　　《广嗣要语》系明代医家俞桥所撰。俞桥，字子木，号溯洄道人，生卒年不详，海宁县（今浙江省海宁市）人。其年少时从事举子业，潜心于理学，兼涉岐黄术，擅长女科病证诊疗。对方书无所不悉，更博访名家，搜集古今秘方，曾得刘完素、张洁古、李东垣等名医未刊刻的手稿。俞氏对所收集的古今诸家授受秘方，斟酌损益，用来治病，获得良好效果。嘉靖年间（1522～1566），以名医被征，官至南京太医院院判。撰有《医学大原》，惜已佚。并撰有《广嗣要语》，其学术思想为后世《大生要旨》《达生篇》等所推崇。

　　《广嗣要语》最早刊刻年代，有部分学者认为其成书于明嘉靖二十四年（1545），如裘沛然主编的《中国医籍大辞典》等；又据林夕主编的《中国著名藏书家书目汇刊（近代卷）》第34册卷三"子部医家类"的记载，以及台湾地区"国立"图书馆的考证，《广嗣要语》原刊本的刊行时间应在1522～1566年之间。目前，国内外现存馆藏《广嗣要语》流行的版本基本概况主要有：

　　版本编排有三卷、二卷、一卷之别，刊行有刻本、抄本之差异。其现存馆藏地点主要有：①台湾地区"国立"图书馆馆藏明嘉靖年间（1522～1566）原刊本《广嗣要语》一卷，附方一卷。②中国科学院国家科学图书馆、日本所藏中文古籍数据库等馆藏明万历胡文焕《格致丛书》刻本，题为《新刻广嗣要语》三卷。③南京中医药大学图书馆馆藏明抄本。④上海中医药大学图书馆馆藏濂溪书院抄本。⑤中国中医科学院图书馆馆藏明嘉靖二十三年甲辰（1544）抄本。⑥中国科学院上海生命科学信息中心生命科学图书馆馆藏抄本。上述抄本均题为《广嗣要语》一卷。

不同版本的内容有所差异。如台湾地区"国立"图书馆馆藏明嘉靖年间原刊本无"序"部分，而南京中医药大学图书馆馆藏明抄本则有"序"等。

本次以台湾地区"国立"图书馆馆藏明嘉靖年间（1522～1566）原刊本（简称"原刊本"）为底本，中国科学院国家科学图书馆馆藏明万历胡文焕《格致丛书》本（简称"丛书本"）为主校本，南京中医药大学图书馆馆藏明抄本（简称"明抄本"）、中国科学院上海生命科学信息中心生命科学图书馆馆藏抄本（简称"抄本"）为参校本，进行整理校注。

关于本次校注整理的几点说明：

1. 原书为繁体字，改为简化字。

2. 全书采用横排，按内容分段，并加标点符号。文中代表方位的"右""左"字，均改为"上""下"。

3. 凡底本中字形属一般笔画之误的，径改，不出校记。底本中的异体字、古字、俗写字，统一以规范字律之，不出校。如药名中的"查"径改为"楂"，"荳"径改为"豆"。底本中的药物异名，不改，若见难懂者，出注说明。底本药物剂量为"一十"径改为"十"。若底本中药名使用音同音近字，若不影响释名，不影响使用习惯，以规范药名律之，不出校。

4. 原刊本无目录，为读者检阅方便，在整理过程中，依据正文补上。

5. 本书有关生育男女机理的阐述，囿于古代医家的观察手段，与现代医学研究成果差距甚远。但为了保持古籍原貌，本书对此不作删改。本书有些药物现属于国家禁止使用的药材，为保持古籍原貌，本书亦不作删改。

本 序①

溯洄子俞桥序曰：阴阳之道，顺则生乾，逆则生坤，扩而充之，天机之秘尽。予早岁得遇异人，授以大道。三十年间，岁月如流，而盟诠②未证。夫顺修，乾上而坤下，以有形交无形，女子怀胎者，人道也；逆修，地上而天下，以无质交无质。顺而有形者，后天太极之气也；逆而无质者，先天太始之气也。盖顺则有尽，逆则无穷，有形则有坏，无质则无败。是以至人③退阴进阳，斥有从无，舍河江汗漫④之末流，溯金水清纯之初气。道在掌握，而鬼神莫能窥；身在樊笼，而死生莫能累。人道固近，而仙道岂远。奈何智者过之，愚者不及。不有其传，罔臻妙义。予晚岁用顺修之道，得生三子。不敢自私，因著《广嗣要语》，少指迷途。近有数刻本，附方者，为锦衣⑤万君鹿园所刊；附经者，为州守刘君仲衡所刻。惜其流布未洽，用捐微禄，倩工重梓，以为广传之云尔。

---

① 本序：此序原无，据明抄本补。
② 盟诠：指发誓立约，解释事理。
③ 至人：指具有很高的道德修养，超脱世俗，顺应自然而长寿的人。
④ 汗漫：指广大，漫无边际。
⑤ 锦衣：指锦衣卫的官员。

目 录

总 论

尽万物而观之，山无不草木，地无不黍稷，人无不生育，要之，得其养耳。得其养，则硗①者肥，瘠者以沃，草木何惧乎不蕃，黍稷何惧乎不秀。夫人亦由是也。苟形质强壮而嗜欲无节，久之不免虚衰；赋禀怯薄而摄养有道，终焉亦能完实。不特少健而老衰，早壮而晚惫，滋悟保护之间，固可以挽秋冬而复春夏也。昔者名医罗天益，壬戊午春，桃李始华，雨雪厚寸，一园叟令举家击树坠雪，焚草于下。是年他果萧然②，而此园大熟。然则，天地之气尚可以力转移，于人之身岂无所用其术焉。桥乃不惭愚昧，积以平日所闻缙绅③方士之说，质诸古今名家论议，著为调理精血、直指真源、男女服药三论、阴阳虚实四图、合用方法三十五道，附录经验秘方，号曰《广嗣要语》。精切晓明，纤芥④弗隐。信此以行，将见天下无不可⑤父之男，无不可母之女。而螽斯⑥之应，比屋皆然矣。

---

① 硗（qiāo 敲）：指土地坚硬、不肥沃。
② 萧然：指萧条、荒疏的样子。
③ 缙绅：官宦的代称。
④ 纤芥：指微小之处。
⑤ 可：原无，据明抄本补。
⑥ 螽斯：别称蝈蝈，多子。喻指小孩众多，典出《诗经……国风·周南》。

调理精血论

求嗣之要，在乎男精女血充满而无病也。苟或病焉，必资明医而证调之。夫精者，血也，水也，阴也，盖以有形言之也。有形而能射者，则又为气，为火，为阳所使然也。论曰：孤阳不生，独阴不成。无阴则阳无所附，无阳则阴无所依。是精兼气血，兼水火，兼阴阳，总属肾与命门二脉，以沉静为平。若见命门脉微细或绝，阳事痿弱，是为阳虚，法当补阳；若见命门脉洪大鼓击，阳事坚举，是为相火妄动，法当滋阴制火。启玄子①云：壮水之主，以制阳光。正此谓也。若见肾脉洪大或数，遗精尿血，是为阴虚，法当补阴。若见肾脉虚微太甚，别无相火为病，法当阴阳双补。又如经者，血也，水也，阴也，假火色而为赤也，随气而行，依阳以运，亦若精之兼气血、兼水火、兼阴阳者也。其候以一月为期，上应月之盈缺，故名月水。应其期则平，失其期则病。先期者，血热也；过期者，血虚也。过期而色淡者，有痰也，或曰虚也。经行而成块者，血之凝也，或曰风冷乘之也。将行而作疼者，气之滞也；行后而疼者，气血俱虚也。经水紫黑色者，气血俱热也。虽然，又当察其时之寒暄，脉之迟数，证之冷热，平而调之，以复常候，不可一途而取。夫男女精血既充，别无他疾；惟守投虚之法，是为知要。

---

① 启玄子：指王冰。

直指真源论

结胎者，男女精血也。男属阳而象乾，乾道资始；女属阴而象坤，坤道资生。阳主动，故能施与；阴属静，故能承受。夫动静相参，阴阳相会，必有其时，乃成胎孕。凡经尽一日至三日，新血未盛，精胜其血，血开裹精，精入为骨，男胎成矣。四日至六日，新血渐长，血胜其精，精开裹血，血入居本，女胎成矣。六日至十日，鲜有成者，纵成亦皆女胎。欲求子者，全在经尽三日以里交合，如俯首拾芥，万举万当。斯时男女无暴怒，毋醉饱，毋食炙煿辛热，毋用他术赞益，阴阳和平，精血调畅，交而必孕，孕而必育，育而为子，坚壮强寿。至真切要，在此数语。受娠之后，宜令镇静，血气安和，则胎孕长养；又须内远七情，外薄五味，大冷大热之物皆在所禁。苟无胎痛、胎动、漏血、泻痢及风寒外邪，不可轻易服药。亦不得交合阴阳，触动欲火，未产则胎动不常，既产则胎毒不已。降生之后，摄养一如胎前。盖母食热则乳热，母食寒则乳寒，母食膏粱爨①烈之物则乳毒。有是数者，子受其害矣。求嗣之道，诚不出此。然源头一节，尤当研究。男子十六而精通，必三十而娶；女子十四而天癸至，必二十而嫁，皆欲阴阳二气完实。或精未通而御女，经始至而近男，未完而伤，未实而动，根本既薄，枝叶必衰，嗣续岂

---

① 爨（cuàn 窜）：烧火煮饭。指辛辣之品。

能蕃衍。先儒尝言：寡欲则有子。盖寡欲则不妄交合，积气储精，待时而动，故能有子。愚谓不止此为寡欲，凡心有所动即是欲。心主血而藏神，属手少阴；肾主精而藏志，属足少阴。心神外驰，则肾志内乱。其于交会之际，殊无静一清宁之气，所泄之物，同归腐浊而已，安能发育长养于其间哉？《书》曰：人心惟危，道心惟微①。夫能精一道心，俾常为一身之主，则邪思妄念，自尔退听。欲寡而神益完，不惟多子，抑亦多寿。盖养生尤贵于寡欲故也。

---

① 书曰……道心惟微：出自《尚书·虞书·大禹谟》。

男女服药论

男子以阳用事，从乎火而主动，动则诸阳生。女子以阴用事，从乎水而主静，静则众阴集。故治男子，毋过温热以助其阳；治女子，无过寒凉以益其阴。古人黄柏、知母之药，每用于男子；而干姜、艾叶之剂，恒施于妇人。男女阴阳，自然之体，固有不得而同者。至于七情内伤、六淫外侵，发为诸病，治热以寒，制寒以热，随症推移，安能执此。但男女嗣续稍迟，虽无疾病，当加调护。男子阳动之体，惟虑合而易失，未获中其肯綮①；女人阴静之质，多苦交而弗孕，不能遂其生成。由是培养之术若不可废。在男子则用思仙丹，收固诸阳以为持久之计；在女子则用启荣丸，鼓作微阳，以为发育之基。窃观古今种子诸方，不偏于寒，即偏于热，务张其功以矜世，不析其理以示人，往往服之反致求全之毁。故述二方，以为世之求嗣者助焉。

---

① 肯綮（qìng 庆）：指筋骨结合处，比喻要害或最重要的关键。

实阳能入虚阴之图

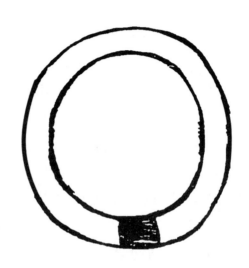

成　胎

　　实阳能入虚阴，谓男子阳精充实，适值女人经后血海虚静，子宫正开，与之交合，是谓投虚，一举而成胎矣。经尽一日交会者成男，二日者成女，三日成男，四日成女，五日成男，六日成女，取奇阳偶阴之义，过六日无用矣。大抵前三日，新血未盛，精胜其血，血开裹精，必成男胎；后三日新血渐长，血胜其精，精开裹血，多成女胎。交合得夜半后生气时，有子皆男而寿。

实阴不能受阳之图

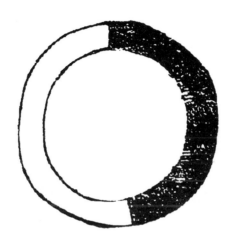

妄　施

实阴不能受阳，谓女子经尽六日之后，新血方盛，血海充满，若与交合，以实投实，多不成胎。

又有妇人素禀怯弱，虽经后旬日，血海未满，亦复成胎，然皆女子，亦血胜其精故也。

微阳不能射阴之图

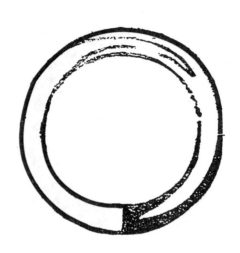

治 男

微阳不能射阴，谓男子阳精微薄，虽遇女人血海虚静之日，流而不射，多不成胎。盖因平时嗜欲不节，施泄太多所致，法当补益精元，兼用工夫存养，无令妄动，候阳精充实，方按投虚之法，一举而成矣。

两尺脉大或数，小便常赤，未交易兴，既交易泄，或自遗梦遗，真精不固，治在补阴。

两尺脉微或迟，小便常清，阳事不举，勉力入房，未竟先痿，或所泄清冷微薄，治在补阳。

弱阴不能摄阳之图

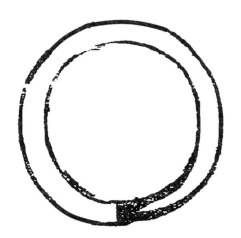

治 女

弱阴不能摄阳，谓女人阴血衰弱，虽投真阳强盛之精，不能摄入子宫。是以交而不孕，孕而不育。或因病后、产后、经后，将理失宜，劳动过节，亏损阴血所致。治宜调经养血。

调　元

　　阳虚，右尺命门脉微细，阳痿精清，还少丹、巨胜子丸。阴虚，左尺肾脉洪大或数，遗精、尿血、淋涩等症，丹溪大补阴丸、补阴丸、加味虎潜丸。相火妄动，阳事数举，右尺命门脉洪大，此为水不胜火，与阴虚同治法，补阴则火自降也。阴阳俱虚，两尺脉微弱无力，真精清薄，八味丸、补天丸。

调　经

先期者血热，四物汤加芩、连之类。过期者血虚，四物加参、芪、白术、陈皮之类。过期而色淡者有痰，二陈加芎、归之类。经水紫黑色及有块者血热，四物加芩、连、香附之类。若见肾肝脉迟微，小腹冷痛者属寒，四物加炒干姜之类。将行而作疼者，血实气滞，四物加醋炒莪术、玄胡索、木香；挟热加黄连、柴胡，或四物加桃仁、红花、香附之类。行后而作疼者，气血俱虚，八物汤。经行不止，四物加阿胶、地榆、荆芥穗之类。

安　胎

　　胎痛乃血少，四物加童便、制香附，共为末，紫苏汤调下。有所激触而痛者，芎归汤探之。胎动属火，四物加条芩之类。胎动不安及下血，集验方秦艽汤。胎动下血，或因房室不节，有所触动，四物加胶、艾、条芩、白术之类。妊娠恶阻，肥人有痰，瘦人有热，胃气不安，人参橘皮汤、保产汤、集验青竹茹汤。怀胎不问几个月日，但觉胎气不安，腰腹微痛，饮食不美，安胎饮。

便 产

妊娠七八个月，恐胎气展大，难产，宜服束胎丸。妊娠八九个月，肥厚膏粱之人，胎气壅隘，宜服枳壳散，间二三日一服；或达生散、救生散；临月用神寝丸、三合济生汤。难产用催生丹、遇仙丹、如圣膏、猪肝蜜酒法。胎衣不下，或血干，或血冷凝涩，当用夺命丹、牛膝汤，或前方如圣膏。一方用红花一两，酒煮浓汁服之。一法，令产妇自衔发尾在口，呕哕即下。

交会宜忌日

　　宜旺相日：春，甲乙寅卯；夏，丙丁巳午；秋，庚辛申酉；冬，壬癸亥子。

　　忌：弦望晦朔、大风大雨、虹霓雷电、云雾昏暝、日月薄蚀，三光①之下及春秋冬丙丁日。

---

　　① 三光：指日、月、星；或日、月、五星合称。

转女为男法

受妊之后，用弓弦一条，绛囊盛带妇人左臂近肩，垂系腰下，满百日去之。

雄黄一两，绛囊盛，带左边。斧一把，置产妇床头，仍置刀床下，勿令人知。鸡抱卵时，置斧窠①下，皆雄鸡也。以上数法，或用其一可矣。

---

① 窠（kē 科）：指巢穴。

附 方

秘传金锁思仙丹

治男子嗜欲过多，精气不固，涩以去脱之剂也。

莲花蕊十两，暖，无毒，镇心，忌地黄、蒜　石莲子十两，味甘平，温，无毒，经秋正黑，沉水者是也。本功益气安心止渴，治腰痛泄精。入药，去内青薏，取净粉　鸡头实十两，味甘平，无毒，益精气、强志。取其实，并中子，捣烂，曝干，再捣，筛取净粉

上以金樱子三斤，取霜后半黄者，木臼中转杵，却刺勿损，劈为两片，去子，水淘净，烂捣，入大锅，以水煎，不绝火，约水耗半，取出滤过，重煎如稀饧；市肆干者倍之，用水浸软，去子，煎令如法。入前药末，和丸桐子大，每服三十丸，空心盐汤下。一月见效，即不走泄。候妇人月信住，取车前子一合，水煎空心服之，一交即孕。依法服至多日，精神完固，能成地仙。平时忌葵菜、车前子。

按：《本草》：金樱子，味酸涩平，无毒。疗脾泄，涩精气。精气滑脱者，服之自固。或言其性涩，乃因无是病而用是药，且无配制而作煎、单服者。吁，涩可去脱，十剂之一法，良工不能更其道也。夫鸡头实，味甘平，无毒，补中益精。石莲子，味甘寒，无毒，安心神，养气力，治泄精。莲花蕊，暖，无毒，镇心，益颜色。服饵家取鸡头实，熬金樱煎，和丸，补下益人，名水陆丹。仙方取鸡头实并莲实，合饵食之，能驻年。昔人得其一二，功

效若此。思仙合众妙而有之，信可尚矣。

玉钥启荣丸

治女子无他疾，经事调匀，容颜不损，但久无胎孕。先师云：妇人者，众阴之所集，常与温居。今失所养，则子宫有阴无阳，不能生发。用此丸，平调气血，鼓作微阳，生育之要药也。

人参　白术　甘草　白茯苓　当归　川芎　白芍药　熟地黄　没药　藁本　牡丹皮　赤石脂　玄胡索　白芷　白薇已上各一两。除石脂、没药另研外，其余用醇酒浸三日，焙晒干，为细末，足十五两　香附子去皮毛，水醋浸三日，炒干，为细末，十五两

上药十六味，重罗①极细，炼蜜丸，桐子大，磁器中封固。每服五十丸，空心，温酒或白汤送下，以干物压之，待月事调匀，受妊为度。

还少丹

治右尺命门脉微细，阳事痿弱，精气不足，阳虚之症。

山药　牛膝去芦，酒浸　远志去心　山茱萸去核　巴戟去心　白茯苓　五味　石菖蒲　苁蓉②　楮实子　杜仲炒，去丝　茴香各一③两　熟地黄　枸杞子各一两半

上为末，炼蜜和枣泥，丸如梧桐子大，每服三五十丸，温酒或盐汤送下，日三服，食前。

---

① 重罗：指一种器具，即细罗筛。
② 苁蓉：丛书本作"苁蓉去鳞甲"，下同。
③ 一：丛书本作"三"。

巨胜子丸

治右尺命门脉虚微欲脱，阳痿不举，阳脱之症。

熟地黄四两　生地黄　何首乌　川牛膝酒洗　天门冬去心　枸杞子　苁蓉　菟丝子①　巨胜子　白茯苓　柏子仁　天雄炮　酸枣仁　破故纸　巴戟去心　北五味　覆盆子　干山药　楮实　续断各一两　韭子　鸡头子　川椒　胡芦巴　莲花蕊各五钱　木香二钱半

上为末，炼蜜丸桐子大，每服七十丸，甚虚者百丸，空心温酒下。

大补阴丸

治左尺肾脉洪大或数，遗精尿血。壮水之要药也。

黄柏盐酒炒　知母各四两，制同　熟地黄　龟板酥炙，各六两

上为末，炼蜜和猪脊髓，丸桐子大，每服七十丸，空心盐白汤下。

补阴丸

治左尺肾脉洪大或数，精元不固。补阴制火之药也。

黄柏半斤，盐酒炒　知母同上制　熟地各三两　白芍药炒　川牛膝酒洗　陈皮　锁阳②　当归各一两半　龟板四两，酒浸，酥炙　虎胫骨一两，制同

---

① 菟丝子：丛书本此下注有"酒煮饼"三字。
② 锁阳：丛书本此下注有"酥炙"二字。

上为末，酒煮羊肉，丸桐子大，每服五十丸，空心，盐白汤送下。冬加干姜半两。

加味虎潜丸

治左尺肾脉虚数，精神短少，腰膝无力。补肾养气血之剂也。

人参　黄芪蜜炙　白芍药炒　黄柏酒炒　当归酒洗　山药各一两　锁阳酥炙　枸杞甘州者　龟板酒浸，酥炙　虎胫骨制同菟丝子酒炒，各五钱　破故纸　杜仲酥炙，去丝　五味各七钱半牛膝酒洗，二两　熟地黄四两

上为末，炼蜜和猪脊髓，丸桐子大，每服百丸，空心，温酒或盐汤下。

八味丸

治两尺脉微弱，阴阳俱虚。双补之剂。

熟地八两　泽泻　牡丹皮　白茯苓各三两　山茱萸蒸，去核　山药各四两　附子炮，去皮脐　桂心各一两

上为末，炼蜜，丸如桐子大，每服十五丸，温酒下，日再服。

补天丸

治六脉虚微，气血衰弱，虚劳证具。补天一以生水之剂。

紫河车一具，即胞衣。男用女胎，女用男胎，俱以初生为佳。若不可得，即壮盛妇人者亦可　黄柏酒炒　龟板炙，各三两　杜仲酥炙　牛膝酒浸，各二两　陈皮一两

冬加干姜五钱，夏加五味子一两，以上共为细末。

上以河车水洗净，布绞干，或用酒煨熟，入诸药末，共捣匀，焙燥，再为末，酒糊丸桐子大。每服百丸，空心，温酒或白沸汤下。

四物汤

治女子血分，或寒或热，经事或前或后，或多或少，以致崩带积块诸症，用此加减。

当归　川芎　芍药　熟地

上等分，水煎。

芎归汤

一名佛手散，补血活血，生新逐败。妇人胎前产后皆可服。

当归酒浸　川芎各等分

上剉，每服四五钱，入酒一盏，煎令欲干，加水一钟，再煎二三沸，去滓，温服。

安胎饮

治妇人怀妊，不问几个月日，但觉胎气不安，腰腹微痛，饮食不美，此汤主之。

白术　白芍药　熟地黄　当归各一钱　人参　川芎　黄芩　陈皮各五分　甘草　缩砂　紫苏各三分

上剉，作一剂，加生姜一片，水煎温服。

集验方

治妇人胎动不安及下血。

艾叶　阿胶　川芎　当归各三^①钱　甘草一钱

上剉，水四钟，煎取二钟，去滓，纳胶令化，分三服，一日用。

秦艽汤

治证同前。

秦艽　阿胶蛤粉炒　艾叶醋炒

各等分，为粗末，每服五钱，水二盏，糯米百粒，煎至一盏，去滓温服。

人参橘皮汤

治始妊娠恶心阻食。和中安胃之药也。

白术　麦门冬去心　橘红　人参去芦，各二^②两　白茯苓厚朴姜制，各二两　甘草三钱

上为粗末，每服四钱，水盏半，淡竹茹弹子大一枚，生姜三片，煎至七分，去滓澄清，温服，空心，食前。

保生汤

治妇人恶阻。养胃调气之要药也。

---

① 二：丛书本作"二"。
② 二：明抄本作"一"。

人参八分　甘草五分　白术一钱　橘红一钱二分　乌药一钱
香附一钱

上剉，水一钟半，生姜五片，煎七分，去滓，温服，无时。呕吐加丁香。

集验青竹茹汤

治妇人恶阻，清痰止呕之药。

竹茹弹子大一枚　橘红一钱五分　生姜二钱　白茯苓一钱半
半夏二钱，汤泡七次

上剉，水二钟，煎至七分，去滓，温服。忌羊肉、饧①、醋等物。

束胎丸

治妇人妊娠七八个月，恐胎气展大难产，用此扶助母气，束紧儿胎。

白术三两　陈皮二两，忌火　白茯苓七钱半　条黄芩酒炒，夏一两，春秋七钱半，冬半两

上为末，粥糊丸，桐子大，每服五六十丸，白汤、米饮任下，食前。

枳壳丸

治妇人妊娠八九个月，禀质肥厚，胎气壅隘，服此必宽和母气，令儿易产。

---

① 饧：通"糖"，指麦芽糖。

商州枳壳五两，麸皮炒赤　粉草炙，一两半　香附一两，炒

上为末，每服二钱，空心沸汤点服，日三。

一方加炒糯米，同为末，白汤点服，令儿易产，初生微黑，百日肥白，此为古方之冠。若妊妇稍弱，恐胎寒腹痛，胎弱多惊，于内可加当归一两、木香半两。不见火，则阳不致强，阴不致弱，二气调和，有益胎嗣。

达生散

治妇人妊娠八九个月，服此以扶正气，散滞气。妊妇稍虚者，得此尤佳。

大腹皮姜制　白术　白芍药　当归各一钱　陈皮　人参　紫苏茎叶各五分　甘草一钱半

上作一剂，水煎服。夏加黄芩或黄连、五味子，春加川芎、防风，秋加泽泻，冬加缩砂。或通加枳壳、缩砂。胎动加苎根、金银花①，上气加紫苏、地黄，性急加柴胡，多怒加黄芩，食少加缩砂、神曲，渴加麦门冬、黄芩，能食加黄杨脑，有痰加半夏、黄芩。

救生散

治妊娠妇禀受瘦怯，不宜服枳壳散破气之药。此方安胎益气，令子紧小易产。

人参　神曲炒　麦芽炒　诃子煨，去核　白术麸炒　橘红炒

---

① 花：原脱，据明抄本补。

上六味各等分，为细末，每服三钱，水一盏，煎至七分，空心食前温服。议者谓：今时八月合进瘦胎、易产之药，多用枳壳散，非为不是。但妊娠妇肥实者，可也；若本瘦怯，不宜服此药。惟救生散安胎益气，令子紧小、无病、易产，最为稳当。

神寝丸

治妊妇临产月日，破滞气，瘦胎易产。

通明乳香五钱，另研　商州枳壳一两，麸炒

上为末，炼蜜丸桐子大，空心，温酒或米饮吞下。临月用之，瘦胎易产，极功。

三合济生汤

以枳壳、芎归、达生三方，抽其精粹，而合成此汤。治临产艰难，虽一二日不下者，服此自然转动下生。

枳壳二钱，麸炒　香附一钱半，炒①　粉草七分　川芎二钱当归三钱　苏叶八分　大腹皮姜汁洗，一钱半

上用水二钟，煎至一钟。待腰腹痛甚，服之即产。

催生丹

疗产妇生理不顺，产育艰难，或横或逆，大有神效。宜天医日合。

十二月兔脑去膜，研如泥　通明乳香一钱，研细　母丁香一

---

① 炒：丛书本作"童便炒"。

钱，为末　麝香—字，细研

上以乳、麝、丁香拌匀，入兔脑髓和丸，鸡头大，阴干，油纸密封固，临产服一丸，温水送下，立产。男左女右，手中握药出，神验。

催生不传遇仙方

治妇人坐草艰难。

蓖麻子十四颗，去壳　朱砂　雄黄各一钱半　蛇蜕一尺，煅

上为细末，粥糊丸，弹子大。临产时，先用川椒汤淋洗脐下，纳药一丸脐中，仍以腊纸数重覆药上，软帛拴系，产则急取药去。一丸可用三次。

如圣膏

治证同前。

用蓖麻子七粒，去壳细研成膏，涂脚心。立产，急洗药去。迟则肠①出，却以此膏涂顶上，肠自缩入。一方用蓖麻子百粒、雄黄末一钱同研，用如前法。

猪肝蜜酒法

治妇人胞水早行，胎涩不下。

猪肝　白蜜　醇酒各一升

上三味，共煎至二升，分作二三服。不能服者，随多少缓缓服之。

---

① 肠：原作"腹"，据文义改。

夺命丹

治妇人血冷凝涩，胎衣不下。

大黄四钱，浓醋煎膏　黑附子二钱，炮，去皮　丹皮四钱　干漆一钱，炒烟尽

上为末，以大黄膏同鸡子白捣匀，桐子大，酒温急吞五七丸。如未下，再用后方。

牛膝汤

治妇人生理不顺。用此滑利水道，令儿易产。

牛膝一钱，酒洗　瞿麦一钱　滑石二钱　当归酒洗　木通各一钱　葵菜子一钱二分半，如无，用黄蜀葵花

上剉，分三服，水二钟，煎至八分，温服。须先合预备。

广嗣附方

五子衍宗丸

男服此药，添精补髓，疏利肾气，不问下焦虚实寒热，服之自能平秘。旧称古今第一种子方，有人世世服此药，子孙蕃衍，遂成村落之说。嘉靖丁亥，于广信郑中丞宅得之。张神仙四世孙，予及数人，用之殊验。

甘州枸杞子八两　菟丝子八两，酒蒸，捣饼　辽五味子二[①]两，研碎　覆盆子四两，酒洗去目　车前子二两，扬净

上各药俱择道地精新者，焙晒干，共为细末，炼蜜丸桐子大，每服空心九十丸。上床时，五十丸，白沸汤或盐汤送下。冬月用温酒送下。修合日，春取丙丁巳午，夏取戊巳辰戌丑未，秋取壬癸亥子，冬取甲乙寅卯。忌师尼鳏寡之人及鸡犬六畜见之。

百子附归丸

女服此药，调经养血，安胎顺气。不问胎前产后，月事参差，有余不足，诸证悉皆治之，殊益胎嗣。比太仆史鲍璧，台州人，其妻年三十不生育，忽经事不至者，十月腹鼓大，无病容，皆谓妊娠。一日忽产恶物盈桶，视之皆

---

① 二，丛书本作"一"。

败瘀积血。后服此丸，不期年①生一子。张云：彼尝以此二方与诸人服，无不应者。

真阿胶_{蛤粉炒成珠} 蕲艾叶_{去筋梗，醋煮干} 当归_{肥大者，酒洗，去芦} 川芎_{去芦} 怀庆熟地黄_{去脑，取沉水者} 白芍药_{肥长者，已上各二两} 香附_{赤心者，去毛，杵成米，水醋各淹一宿，晒焙干，十二两}

上为极细末，用大陈石榴一枚，连皮捣碎，东流水三升，熬去滓，打麦糊为丸，桐子大，每服百丸，空心，陈米醋点沸汤下，日一服。上二方亦俞子木所别传者。

大造丸

治男子女人一切虚弱，不问老幼，或禀气素弱，或斲丧②太过，阳事早痿，面色痿黄，形体尫羸，口不能呼，足不能任地；或老年虚惫，气血俱衰；或女人月水不调，或常小产，或多生女少生男。凡是气血虚损，不足之症，艰于嗣育者，并宜服此，当有奇效。

紫河车_{一具，用米泔水洗净，新瓦上焙干，为末。须初生男女为妙。又法用银器加淡酒水内蒸化入药} 败龟板_{年久者良，童便浸三日，酥炙黄，二两。除腰背酸疼，骨中寒热} 黄柏_{去粗皮，盐酒浸炒至黑黄色，一两五钱。泻下焦隐伏之火，补肾经不足之水} 牛膝_{去苗，酒浸晒干，一两二钱。壮阳益精，主腰脊疼，除四肢拘挛} 杜仲_{酥炙，去丝，一两五钱。强肾壮筋骨，益气止腰疼} 生地黄_{怀庆肥大者，二两五钱，入砂仁六钱，白茯苓二两，稀绢包入银罐内，好酒煮干，添酒七次，去茯苓、砂仁，只用地黄。}

---

① 期（jī机）年：指一周年。
② 斲丧（zhuósāng 苗桑）：特指因沉溺酒色而伤害身体。

凉心火血热，除五心热　天门冬去心，一两二钱。去热，养肌肤，生津保肺气　人参去芦，一两。止渴生津，和中益气，安神止惊悸

夏月加五味子七钱；一方加麦门冬去心，一两二钱；男子遗精，妇人带下，并加牡蛎一两五钱；妇人加当归二两，去龟板。

上药除地黄另用木石杵臼内舂一日，余药各为末，和地黄膏捣极匀，酒米糊为丸，如小豆大，每服八九十丸，空心盐汤进一服，寒月以好酒进亦妙。

神效黑附丸

专治妇人久无子，而经事不调，及数堕胎者。服之可立致效。

香附子一斤，要北方香附米，去毛，浸者分作四份，内：一份好酒浸，一份米泔浸，一份童便浸，一份醋浸，各一①日夜　艾绵四两，要洁净无细梗及艾尘者。用醋二大碗同香附子一处煮干，石臼内约杵三千下，以烂为度，捻如饼子，只钱样厚大，用新瓦炭火焙干，捣为末　白茯苓去皮，净，一两　当归去芦，净，一两，酒浸一宿　人参去芦，净，一两　川芎去土，净，一两，要大而实者　熟地黄用酒浸，去土，又以酒浸一宿，饭上蒸过，一两　木香五钱，要广南者为真　上等徽墨火煅，醋淬，一两

上九味，各为细末，醋糊为丸，如桐子大，每服五十丸，空心好酒下。此方乃闻人道所传。

---

① 一：丛书本作"七"。

何首乌丸

乔白岩服。

何首乌_{三斤，用铜刀或竹刀切作片}　牛膝_{去苗，生，一斤}

上件药以黑豆一斗，淘洗净，用甑一所①，先以豆薄铺甑底，后薄铺何首乌，又铺豆，又铺牛膝，重重铺尽，安于釜上蒸之，令豆熟为度，去豆取药，暴干。又换豆蒸之，如此三次，去豆取药为末，蒸枣肉为丸如桐子大，每服三五十丸，食前温酒下。忌萝卜、葱、蒜。何首乌干者，米泔水浸稍软，切之。

又方，萧东之传，云：蒋敬所服此。

何首乌雌雄各半斤，铜刀去粗皮为片，米泔水浸，夏一宿、春秋二宿、冬三宿，取出晒干为末。无火病者，以枣肉为丸，否则蜜丸，清晨盐汤下，或酒下尤佳。《本草》服何首乌，用茯苓煎汤，似胜盐汤。

上二方，杨后江掌科传。后江自服此连孕，及人传服者，皆验。

延年益嗣丹

男子服。

生地黄_{三两，酒浸一宿，取出晒干}　熟地黄_{三两，酒洗净，晒干}
地骨皮_{五两，酒洗净，晒干}　人参_{三两，好者方用}　天门冬_{三两，酒浸一二时，取出去心，晒干}　麦门冬_{三两，酒浸一二时，取出去心，晒干}

---

① 所：明抄本作"口"，义胜。

白茯苓五两，去粗皮，切作片，酒浸过，晒干

何首乌半斤，鲜者，用竹刀刮去皮，切作片；干者用米泔水浸软，刮去皮，切作片。用砂锅，内下用乌羊肉一斤、乌豆三合，量着水用，上加箅^①，放此药。后覆盖蒸一二时辰，取出晒干，共为细末，炼蜜为丸如桐子大。每服三五十丸，用酒送下，清晨服之。崇德县韩主簿^②传。

加味益母丸

妇人服。

益母草半斤　川芎　赤芍药　当归　广木香各一两

上为末，炼蜜为丸如桐子大，每服五十丸，用好酒或童便、酒送下。其妙如神，服百日有孕。

上二方，余与荆妻亲服，有验者。

加味养荣丸

此方女人服之有孕，且无小产之患。

当归酒浸，二两　芍药煨，一两五钱　熟地黄酒浸，二两　白术二两　川芎一两五钱　茯苓一两　人参一两　甘草炙，五钱　黄芩炒，一两五钱　香附炒，一两五钱　麦门冬去心，一两　阿胶炒，七钱　贝母一两　陈皮去白，一两　黑豆大者，炒，去皮，四十九粒

---

① 箅（bì 毕）：用竹子制成的物品，此处用为蒸药的隔物。
② 主簿（bù 布）：古代官名，即各级主官属下掌管文书的佐吏。

上为细末，炼蜜丸如桐子大，每服七八十丸，食前空心，盐汤、温酒任下。忌食诸血。

四制香附丸

香附米一斤。四两酒浸，四两盐汤浸，四两童便浸，四两醋浸，各三[①]日，滤干，炒　当归四两，酒浸　川芎四两　熟地黄四两，姜汁炒　白芍药四两，酒炒　白术二两　陈皮二[②]两　泽兰叶二两　黄柏一[③]两，酒炒　甘草一两，酒炒

上研末，酒糊丸。每服七十丸，空心，白汤水下。调经养血，顺气健脾。信服有孕。

壬子丸

依方修合此药服之，不过半月、一月有孕。试之屡见效，故附录。

吴茱萸一两　白及一两　白敛一两　白茯苓一两　牛膝五钱　细辛五钱[④]　菖蒲　白附子　当归各少许　厚朴　桂心　人参各四两　乳香三两　没药四两

上为细末，炼蜜丸，用壬子日修合，如红子大，每服十丸有效。若男子服，补益；若孕妇服之，即生双胎。空心好酒送下。无夫妇者不可服。

---

①　三：丛书本作"二"。
②　二：丛书本作"四"。
③　一：丛书本作"二"。
④　钱：丛书本作"分"。

琥珀调经丸

治妇人无子，能令经正。

香附子一斤。半斤童便浸，半斤好醋浸，各浸七日　好艾择去枝梗，净者四两。加入香附子内搅匀，再加好醋五碗，入砂锅内同煮干为度，日中晒干，磨为细末。另加没药　当归二两，酒洗　川芎二两　熟地黄二两，酒蒸，另杵入糊　生地黄二两，酒浸，另杵入糊　芍药二两，煨　琥珀一两，另研

上件为细末，共一处捣极细，同为丸，用醋糊丸如桐子大。每服一百丸，空心，艾醋汤送下。

济阴丹

女人服。

赤芍四两，去芦　川芎四两，去芦　生地黄四两，去苗　当归四两，去芦　好大叶艾一斤，去梗　香附子一斤

上分为四份，一份醋浸、一份童便浸、一份酒浸、一份盐水浸，俱各过一宿。用醋三壶拌匀，以砂锅煮干醋为度。取出晒干，为末，醋打面糊为丸如桐子大，一日三食，饭前每服五六十丸。令人体壮，经调有孕，且服久诸病不作。

雏凤丸

用头窝乌骨鸡，雌雄各一只，置放一处，不可与群鸡相混。候生卵时，将初生头卵记放，待生卵数足，将初生卵顶颠上开一窍，用辰砂三钱，当归、芍药、川芎、熟地

黄各二钱，为细末，将卵黄倾出，和药末，仍入壳内，以厚纸封之，众卵内覆之。待群鸡生，将药卵出壳，以蜜丸之。空心，好酒服三四十丸，此极见效，药尽就有孕。此方宣府镇守总兵马仪都督所传。

煮附丸

专宜妾婢。盖妾婢多郁情不宣畅，经多不调，故难孕。此方最妙，不须更服他药。

以香附子不拘多少，去毛，粗皮，米泔水浸一宿，晒干。用上好米醋，砂锅内同煮之，旋添醋旋煮，以煮透极烂为度，取出焙干为末，仍用醋糊为丸，如桐子大，每服五七十丸。经不调者即调，久不孕者亦孕。

温脐种子法

五灵脂　香白芷　青盐各二钱　麝香一分

各等分，研为末，以荞麦面汤和，搓成条，圈于脐上，以前药实于其中，以艾灸之，但脐内微温即好，不过二三度。

兜肚方

白檀香一两　零陵香五钱　马蹄香五钱　香白芷五钱　马兜铃五钱　木鳖子八钱　羚羊角一两　甘松五钱①　升麻五钱丁皮七钱　血竭五钱　麝香九分

---

① 五钱：原脱，据丛书本补。

分作三个兜肚内。以上共十二味，用蕲艾、絮绵，装白绫兜肚内。初带①者，用三日后一解，至第五日复服，至一月后常服。专治痞积、遗精、白浊、妇人赤白带下，及妇人经脉不调，久不受孕者。惟有孕妇人不可服。

益母草丸②

单一味为末，不犯铁器③，炼蜜丸如弹子大。每服一丸，久服亦令人有子。此先祖兰窗公所常施而有验者，其妇人胎前产后诸疾，治无不效。服法备载于积善堂方中。

妊妇五忌

昆山顾状元刊施二法。

一、勿睡热炕。南方火柜④亦同。

二、勿饮烧酒。一应烧酒切不可饮。黄酒有药者，亦不宜多饮。

三、勿食煎、炒、炙、煿之物。

四、勿食葱、韭、蒜、薤、胡椒、茱萸。

五、勿于星月下仰卧，及当风洗浴坐卧。

小儿五宜

一、小儿初生，先浓煎黄连甘草汤，急用软绢或丝绵

---

① 带：原作"服"字，据明抄本改。
② 丸：原脱，据丛书本补。
③ 器：原作"气"，据明抄本改。
④ 南方火柜：指南方部分农村地区冬季烤火用具，是木制的方形无盖立体框。

包指蘸药，抠出口中恶血；倘或不及，即以药汤灌之。待吐出恶沫，方与乳吃，令出痘稀少。

二、初生三五月，宜绷缚令卧，勿竖头抱出，免致惊痫。

三、乳与食不宜一时混吃，儿生疳癖痞积。

四、宜用七八十岁老人旧裙旧袴改小儿衣衫，令儿有寿。虽富贵之家，切不可新制纻丝、绫罗、氊绒之类与小儿穿，不惟生病，抑且折福。［批］愚意满月受贺、宴宾、宰杀亦恐不宜。

五、儿生四、五个月，只与乳吃。六个月后，方与稀粥哺之。周岁以前，切不可喫荤腥，并生冷之物，令儿多疾。若待二三岁后，脏腑稍壮，才与荤腥最好最好。

延生第一方

镇江钱医官传。

小儿初生，脐带脱落后，取置新瓦上，用炭火四围烧至烟将尽，放土地上，用瓦盏之类盖之存性，研为末。预将朱砂透明者，为极细末，水飞过。脐带若有五分重，朱砂用二分五厘，生地黄、当归身煎浓汁，一二蚬壳，调和前两味，抹儿上腭间及乳母乳头上。一日之内，脱至尽。次日，大便遗下秽污浊垢之物，终身永无疮疹及诸疾。生一子得一子，十分妙法也。

神功消毒保婴丹

凡小儿未出痘疮者，每遇交春分、秋分时，服一丸，其痘毒能渐消化。若只服一二次者，亦得减少。若服三年六次，其毒尽能消化，必保无虞。此方神秘，本不欲轻传，但慈幼之心，自不能已，愿与四方好生君子共之。

缠豆藤一两五钱。其藤八月间，收取毛豆梗上缠绕细红丝者是，采取阴干。此药为主，妙在此药　黑豆三十粒　赤豆七十粒　山楂肉一两　新升麻七钱五分　荆芥五钱　防风五钱　生地黄一两　川独活五钱　甘草五钱　当归五钱，酒洗　赤芍药五钱　连翘七①钱五分　黄连五钱　桔梗五钱　辰砂一两，水飞，另研　牛蒡子一两，纸炒过　苦丝瓜二个，长五寸者，隔年经霜者方妙，可烧灰存性

上各为极细末，和匀净，砂糖拌，丸李核大，每服一丸，浓煎甘草汤化下。其前项药须预办精料，遇春分、秋分，或正月十五日、七月十五日修合，务在精诚。忌妇人、猫狗见。合时向太阳祝药曰：神仙真药，体合自然，婴儿吞服，天地齐年，吾奉太上老君，急急如律令敕。一气七遍。

治凡初生小儿口屋并牙根生白点，名马牙，不能食乳。此与鹅口不同，少缓即不能救，多致夭殇。急用针缚筋②上，将白点挑破出血，用好京墨磨薄荷汤，以手指碾母油发，蘸墨遍口屋擦之，勿令食乳，待睡一时醒，方与乳，再擦之，即愈。

牛黄抱龙丸

此屡服验方。治一切急慢惊风，及风热风痴，用薄荷

---

① 七：丛书本作"四"。
② 筋：乃"筯"的形讹，指筷子。

煎汤，磨服一丸。儿小作二三次服。

胆星_{八钱} 雄黄_{一钱五分} 辰砂_{一钱二分} 僵蚕_{三分} 钩藤_{一两五钱} 人参_{一钱五分} 天竺黄二^①_{钱五分} 茯苓_{一钱五分}

另将牛黄二分、麝香五分，同研极细，入前药末内，又精研。俟将甘草四两，锉碎，用水二大碗，煎成膏一盏，入药末内，丸如芡实大，金箔为衣，阴干，藏之，勿令泄气，每近微火边。

上附方乃自验及人所服验，皆秘方也。兹具阐录，以广前方之所未备。盖人之禀养不齐，病亦随异，故方各有宜，在人择而用之，则罔不效矣。其保婴数方亦广嗣之道也，因并附焉。

嘉靖丙申九月重阳日鹿园居士识

---

① 二：丛书本作"一"。

校注后记

一、《广嗣要语》考述

1. 作者生平考

《广嗣要语》作者为明代医家俞桥。经查阅《明史》未见有俞氏的信息记载。又查阅《康熙海宁县志》卷之十一《人物志》《艺术传》，载有俞氏"少业儒，究心理学，兼精岐黄术。嘉靖中，以名医被征，累官太医院判"等的记录，可见俞氏为明代浙江海宁人，是一位主要生活于明嘉靖年间的医家。另据明嘉靖原刊本《广嗣要语》卷端署名"溯回道人俞桥子木甫撰集"，可知俞氏字子木，号溯洄道人。

2. 版本源流与考证

《广嗣要语》最早刊刻时间，有部分学者认为是明嘉靖二十四年（1545），如余瀛鳌、傅景华主编的《中医古籍珍本提要》称其书"应成于明嘉靖二十四年（1545）"。裘沛然主编的《中国医籍大辞典》等，亦持这一说法。此次整理经查阅林夕主编的《中国著名藏书家书目汇刊（近代卷）·第34册》，有如下记载："嘉业藏书楼明刊本书目卷三·子部·医家类"，其收藏有"广嗣要语一卷附方一卷，明俞桥撰，嘉靖十五年刊本，一册"。并根据台湾地区"国立"图书馆所考，其馆藏明嘉靖年间《广嗣要语》原刊本的刊行时间为1522~1566年之间。据此，可知《广嗣要语》的最早刊刻年代当在1522~1566年之间。

通过对现存馆藏《广嗣要语》版本的考察与分析，该书在刊刻过程中，有数种版本流行。这些版本间的差异主要有：

（1）其内容编排有三卷、二卷、一卷之别，刊行有刻本、抄本之差异。对现存《广嗣要语》版本内容编排考察，可见明嘉靖年间《广嗣要语》的内容编排以二卷为主，如台湾地区"国立"图书馆馆藏明嘉靖年间（1522～1566）原刊本《广嗣要语》一卷，附方一卷。到了明万历年间，经明代文学家、藏书家、刻书家胡文焕的整理与刻印，将《广嗣要语》内容编排改为三卷形式，如中国科学院国家科学图书馆、日本所藏中文古籍数据库等馆藏明万历胡文焕《格致丛书》刻本，题为《新刻广嗣要语》三卷，形成了二卷、三卷编排的《广嗣要语》一并流行的局面。而现存《广嗣要语》抄本，均将其内容编排改为一卷，如南京中医药大学图书馆馆藏的明抄本、上海中医药大学图书馆馆藏的濂溪书院抄本、中国中医科学院图书馆馆藏的明嘉靖二十三年甲辰（1544）抄本、中国科学院上海生命科学信息中心生命科学图书馆馆藏的抄本等。上述抄本何时将《广嗣要语》内容编排改为一卷则有待进一步考证。

（2）《广嗣要语》在刊刻过程中，不同版本的内容有所差异。如台湾地区"国立"图书馆馆藏的明嘉靖年间《广嗣要语》原刊本没有"序"部分，而南京中医药大学图书馆馆藏《广嗣要语》明抄本则有"序"。台湾地区"国立"图书馆馆藏明嘉靖年间《广嗣要语》原刊本的"跋"，注明由"明嘉靖丙申九月重阳日鹿园居士"撰写，而中国科学院图书馆馆藏明万历胡文焕《格致丛书》中，题为《新刻广嗣要语》刻本则将此句删除。经考明嘉靖年间《广嗣要语》原刊本中的鹿园居士即万鹿园，亦称万表（1498—1556），是明正德间定远人，字民望，号鹿园，仕至漕运总兵，撰有《玩鹿亭稿》《万氏家抄济世良方》等著作。明嘉靖二十八年（1549）刻印过自撰《灼艾集》8卷，嘉靖三十三年（1554）刻印过自撰《皇明经济文录》41卷等著作。

（3）药物使用剂量的差异。整理《广嗣要语》的底本与主校本之间在药物使用剂量方面所存在的差异，因在本书整理校注中体现，故在此略之。

（4）所录方剂数量的差异。台湾地区"国立"图书馆馆藏明嘉靖年间《广嗣要语》原刊本与中国科学院国家科学图书馆馆藏明万历胡文焕《格致丛书》刻本均附方剂共49首，南京中医药大学图书馆馆藏《广嗣要语》明抄本附方剂共46首，中国科学院上海生命科学信息中心生命科学图书馆馆藏抄本附方剂共50首。

本次整理校注，在对《广嗣要语》的版本源流及现存馆藏状况进行全面考察的基础上，以《广嗣要语》原刊本为底本，并综合其余版本进行整理校注，这样可以使人们更好地认识《广嗣要语》一书，并对已出版的相关校注本中不明晰之处有更加准确的理解。

3. 本次整理的底本、校本、参校本确定

本次以台湾地区"国立"图书馆馆藏明嘉靖年间（1522～1566）原刊本《广嗣要语》（简称"原刊本"）为

底本，中国科学院国家科学图书馆馆藏明万历胡文焕《格致丛书》刻本（简称"丛书本"）为主校本，南京中医药大学图书馆馆藏《广嗣要语》明抄本（简称"明抄本"）、中国科学院上海生命科学信息中心生命科学图书馆馆藏抄本（简称"抄本"）为参校本，进行点校整理。

4. 主要馆藏版本登记状况

借此次古籍整理的机会，对当前《广嗣要语》的主要馆藏版本登记状况进行了调研，列表如下：

海峡两岸主要馆藏版本现况 1

项目	单元	版本 1	版本 2	版本 3
初始信息	收藏单位	台湾地区"国立"图书馆	上海中医药大学图书馆	上海中医药大学图书馆
	索书号	000514022	R27 1.4	R27 1.4
分类	四部分类	子/医家	子/医家	子/医家
	医籍分类	医经	妇产科书	妇产科书
书名著者	书名	《广嗣要语》	《广嗣要语》	《广嗣要语》
	卷数	一卷，附方一卷		一卷
	朝代/国别	明	明	明
	著者名称	俞桥（字子木，号溯洄道人）	俞桥（字子木，号溯洄道人）	俞桥（字子木，号溯洄道人）
	著作方式	撰	撰	撰
	存卷数	一卷，附方一卷		
	存卷次			
	补配情况			
	所属丛书			

项目	单元	版本 1	版本 2	版本 3
版本	版本时代	明嘉靖年间 (1522~1566)	年代不详	年代不详
	出版者名称			
	出版地			
	版本类型	刊本	濂溪书院	抄本
	藏版		桐葛斋收藏	
	牌记位置			
	牌记内容			
版式	版框	16.9cm×12.4cm		
	分栏	左右双栏		
	半叶行数	10 行		
	每行字数	18 字		
	双行小字字数	18 字		
	书口	白口		
	边栏			
	鱼尾	单黑鱼尾		
	版心内容			
	有无书耳			
装帧	装帧形式	线装	线装	
	开本			
	册件数及单位	1 册	1 册	1 册
	册件数说明			
其他	题跋附注	有跋		
	刻工附注			
	钤印附注			

海峡两岸主要馆藏版本现况 2

项目	单元	版本 1	版本 2	版本 3
初始信息	收藏单位	上海生命科学信息中心图书馆	中国中医科学院图书馆	中国科学院国家科学图书馆
	索书号	3.54 7 8042	未 34/1544/2/22	
分类	四部分类	子/医家	子/医家	子/医家
	医籍分类	妇产科书	妇产科书	妇产科书
书名著者	书名	《广嗣要语》	《广嗣要语》	《广嗣要语》
	卷数	一卷	一卷，附方一卷	三卷
	朝代/国别	明	明	明
	著者名称	俞桥（字子木，号溯洄道人）	俞桥（字子木，号溯洄道人）	俞桥（字子木，号溯洄道人）
	著作方式	撰	撰	撰
	存卷数	一卷	一卷，附方一卷	三卷
	存卷次			
	补配情况			
	所属丛书			格致丛书
版本	版本时代	年代不详	明嘉靖二十三年甲辰（1544）	明代
	出版者名称			
	出版地			
	版本类型	抄本	抄本	刻本
	藏版			
	牌记位置			
	牌记内容		印章 8 枚	

项目	单元	版本 1	版本 2	版本 3
版式	版框			
	分栏			
	半叶行数			10 行
	每行字数			19 字
	双行小字字数			
	书口		白口	
	边栏		四周双栏	
	鱼尾		无鱼尾	
	版心内容			
	有无书耳			
装帧	装帧形式			
	开本			
	册件数及单位	2 册		
	册件数说明	1 函		
其他	题跋附注			
	刻工附注			
	钤印附注			

项目	单元	版本 1	版本 2	版本 3
初始信息	收藏单位	南京中医药大学图书馆		
	索书号			
分类	四部分类	子/医家		
	医籍分类	妇产科书		
书名著者	书名	《广嗣要语》		
	卷数	一卷		
	朝代/国别	明		
	著者名称	俞桥(字子木,号溯洄道人)		
	著作方式	撰		
	存卷数	一卷		
	存卷次			
	补配情况			
	所属丛书	《济世珍宝》汇集		
版本	版本时代	明代		
	出版者名称	王泳		
	出版地			
	版本类型	抄本		
	藏版			
	牌记位置			
	牌记内容			

项目	单元	版本 1	版本 2	版本 3
版式	版框			
	分栏			
	半叶行数	10 行		
	每行字数	24 字		
	双行小字字数			
	书口			
	边栏			
	鱼尾			
	版心内容			
	有无书耳			
装帧	装帧形式			
	开本			
	册件数及单位			
	册件数说明			
其他	题跋附注			
	刻工附注			
	钤印附注			

二、主要学术思想

《广嗣要语》作为专门讲述生育内容的医学专著，积作者平日所闻，汇各家之说，质古今名家议论，从养生强体、调理精血的高度，阐述精血盈缺、服药辨证、阴阳虚实、性生活、验方秘方等对生儿育女的深刻影响。其学术思想主要有：

1. 求嗣之要，重在养生

父母之精是决定受孕的根本。因禀赋之差异、气血之强弱、养生之不同，均会导致肾虚、瘀血、痰湿、肝郁、过劳、经络为病、月事不调、外感内伤等，从而使得男女结合未能实现受孕的目的。故俞氏在《广嗣要语》开篇总论中，首先以大自然及形体强弱的变化，形象地阐述了养生有道对于延续后代的重要性；并在字里行间散发出其对中医药诊疗不孕不育，充满着信心与决心；坚信通过长期有规律的精心摄养，则天下"无不可父之男，无不可母之女"。

2. 精血充盈，结合有时

胎儿之成，全在于男女精血的结合。俞氏认为促成胎儿形成的因素主要取决于：男女精血充满无疾、阴阳相合有时、无暴怒纵欲、无醉饱食炙煿辛热等因素，并围绕上述原因，汇集了诸多历代有效方剂，进行探讨与应用。

（1）精血不足当调治之。就有形之物而论，男女精血虽都属阴，但有形之物依气、火、阳而运行，诚如"孤阳不生，独阴不成"所言。故精兼气，血兼水，火兼阴阳，并总属肾与命门二脉，以沉静为正常。

俞氏认为，正常男女若"精未通而御女，经始至而近男"，则会因"根本既薄"，导致"枝叶必衰，嗣续岂能蕃衍"。故男子虽16岁肾精已通，但最好30岁左右娶妻；女子虽14岁月事已来，但最好20岁左右出嫁，其原因在于使得男女精血更加充实之缘故。若有命门脉微细或绝，阳事痿弱等症状，法当补阳；若见命门脉洪大鼓击，阳事坚举，为相火妄动，法当滋阴制火；若见肾脉洪大或数，遗精尿血，为阴虚，法当补阴；若见肾脉虚微太甚，法当阴阳双补。若经血先期为血热；过期者血虚也；过期而色淡者有痰也，或曰虚也。经行而成块者血凝也，或曰风冷乘之也；将行而作疼者气滞也；行后而疼者，气血俱虚也。经水紫黑色者，气血俱热也。应当"平而调之，以复常候"。若男女精血既充，别无他疾，则守投虚之法便是。

（2）肾志内藏，交合有节。俞氏秉承孟子"养心莫善于寡欲"之说，并做了进一步发挥，认为"凡心有所动，即是欲"。心神外驰则肾志内乱，此时男女交会，其所泄之物如同腐浊。因此，要求人们需要心静内守，则邪思妄念自然消失。且欲寡而不妄交合，就会使得精、气、神充盈，假使其子女不多亦会长寿。

3. 与生育有关的方药应用

俞氏在其著作中收集了大量与治疗男女生育障碍、分娩顺产等有关的方剂，并加以梳理，使之有条理而实用。

（1）男女服药有别。男女因生理上有动静之别，故在用药方面存在着一些差异。为此，俞氏提出了男女用药的基本原则：①治男性生殖疾病，毋过用温热之品以助其阳。②治女性生殖疾病，不能过用寒凉之品以益其阴。③对七情内伤、六淫外浸所致诸病，应根据"治热以寒，制寒以热"原则，随证加减。④对男女婚后生育稍迟，身体又无疾病者，当以调护，用药不可偏颇。

针对古今有关生育诸方不偏于寒即偏于热的现状，俞氏提出了二方以供世人求嗣使用，即男子用思仙丹，收固真阴，以为持久之计；女子用启荣丸，鼓作微阳，以为发育之基。

（2）调理元气。对阳虚，右尺命门脉微细，阳痿精清者，用还少丹、巨胜子丸。阴虚，左尺肾脉洪大或数，遗精、尿血、淋涩者，用丹溪大补阴丸、补阴丸、加味虎潜丸。相火妄动，阳事数举，右尺命门脉洪大者，为水不胜火，与阴虚同治，补阴则火自降也。阴阳俱虚，两尺脉微弱无力，真精清薄者，用八味丸、补天丸。

（3）调理月经。先期者血热，用四物加芩连之类。过期者血虚，用四物加参芪白术陈皮之类。过期而色淡者有痰，用二陈加川芎、当归之类。经水紫黑色及有块者血热，用四物加黄芩、黄连、香附之类。若见肾肝脉迟微，小腹冷痛者属寒，用四物加炒干姜之类。月经将行而作疼者，为血实气滞，用四物加醋炒莪术、延胡索、木香。夹热加黄连、柴胡，或四物加桃仁、红花、香附之类。经行后而作疼者为气血俱虚，用八物汤。经行不止者，用四物加阿胶、地榆、荆芥穗之类。

（4）安胎。胎痛乃血少，用四物汤加童便、制香附共为末，紫苏汤调下。有所激触而痛者，芎归汤探之。胎动属火，用四物加条芩之类。胎动不安及下血，用集验方秦艽汤。胎动下血，或因房室不节，有所触动，用四物加胶艾、条芩、白术之类。妊娠恶阻，肥人有痰，瘦人有热，胃气不安，用人参橘皮汤、保生汤、集验青竹茹汤。怀胎不问月数，但觉胎气不安，腰腹微痛，饮食不美，用安胎饮。

（5）分娩。为了保障孕妇顺产，俞氏汇集了一些针对妊娠七八个月至临产、难产、胎衣不下等状况的方剂，以供人们使用。如对妊娠七八个月的孕妇，恐其胎气展大难产，宜服束胎丸。妊娠八九个月，肥厚膏粱之孕妇，宜服枳壳散。可间隔二三日服一剂，或使用达生散、救生散。临月时使用神寝丸、二合济生汤。难产用催生丹、遇仙丹、如圣膏、猪肝蜜酒法。胎衣不下者，或血干，或血冷凝涩，当用夺命丹、牛膝汤，或前方如圣膏。一方用红花一两，酒煮浓汁服。一法令产妇自衔发尾在口，呕哕即下。

总之，《广嗣要语》是一部着眼于优生优育之法，强调摄养之术以延续后嗣的著作。书中以朴素的唯物主义和辩证法为指导，客观地承认人有禀赋之不同，或嗜好之差异。但俞氏认为，只要始终坚持调摄有道，则天下"无不可父之男，无不可母之女"。

总 书 目

I

诊　　法

针灸推拿

临证综合

IV